SICH NACH 50 JAHREN PFLEGEN

Sylvain MILON

INHALT

EINFÜHRUNG

Willkommen bei "Selbstfürsorge ab 50". Dieses Buch ist ein umfassender Leitfaden für alle, die auch jenseits der 50 eine optimale Gesundheit und eine hohe Lebensqualität aufrechterhalten möchten. Das mittlere Lebensalter ist eine Zeit des Übergangs und der Veränderungen, aber das bedeutet nicht, dass Sie Ihr Wohlbefinden opfern müssen.

Dieses Buch behandelt die verschiedenen Aspekte der Selbstfürsorge nach dem 50. Lebensjahr und konzentriert sich dabei auf Gewohnheiten, Praktiken und Lebensentscheidungen, die sich positiv auf Ihre körperliche, geistige und emotionale Gesundheit auswirken können. Jedes Kapitel bietet praktische Tipps, wissenschaftlich fundierte Informationen und inspirierende Berichte von Menschen, denen es gelungen ist, auch im Alter eine hohe Lebensqualität aufrechtzuerhalten.

Das erste Kapitel mit dem Titel "Die Bedeutung der Selbstfürsorge im mittleren Lebensalter" untersucht, warum es entscheidend ist, sich auch nach dem 50. Es hebt die besonderen Herausforderungen hervor, mit denen Menschen im mittleren Alter konfrontiert sein können, wie z. B. hormonelle Veränderungen, häufige Gesundheitsprobleme und familiäre Verpflichtungen. Außerdem erfahren Sie, welche Vorteile und Chancen mit diesem Lebensabschnitt einhergehen und wie die Selbstfürsorge Ihnen helfen kann, diese zu maximieren.

In diesem Kapitel werden auch die verschiedenen Aspekte der Selbstfürsorge behandelt, darunter körperliche Gesundheit, Ernährung, körperliche Aktivität, Stressbewältigung, Hautpflege,

Schlaf und Erholung, geistige und emotionale Gesundheit, soziale Beziehungen, lebenslanges Lernen, Sexualität und vieles mehr. Sie erhalten wertvolle Informationen zu jedem dieser Themen und praktische Tipps, wie Sie sie in Ihr tägliches Leben integrieren können.

Ganz gleich, ob Sie bereits einen gesunden Lebensstil pflegen oder nach positiven Veränderungen suchen, dieses Buch wird Ihnen helfen, einen umfassenden Ansatz zur Selbstfürsorge zu entwickeln, der es Ihnen ermöglicht, auch jenseits der 50 noch voll aufblühen zu können. Machen Sie sich bereit für praktische Tipps, inspirierende Erfahrungsberichte und wertvolle Ressourcen, um ein erfülltes und ausgeglichenes Leben zu gestalten. Es ist an der Zeit, sich um sich selbst zu kümmern und diese neue Lebensphase in vollen Zügen zu genießen.

KAPITEL 1: DIE BEDEUTUNG DER SELBSTFÜRSORGE IM MITTLEREN LEBENSALTER

Mit zunehmendem Alter ist es von entscheidender Bedeutung, dass wir auf uns selbst achten. Die Selbstfürsorge, die alle Maßnahmen umfasst, die wir ergreifen, um unser körperliches, geistiges und emotionales Wohlbefinden zu erhalten, ist im mittleren Lebensalter noch wichtiger. In diesem ersten Kapitel wird ausführlich erläutert, warum die Selbstfürsorge in dieser Lebensphase so wichtig ist und wie sie unsere Gesundheit und Lebensqualität beeinflussen kann.

Das mittlere Lebensalter ist eine Zeit des Übergangs und der Veränderungen, sowohl auf körperlicher als auch auf emotionaler Ebene. Unser Körper macht Veränderungen durch, unsere Verantwortlichkeiten wachsen und unsere Perspektive auf das Leben ändert sich. Daher ist es von entscheidender Bedeutung, dass wir unserem allgemeinen Wohlbefinden besondere Aufmerksamkeit schenken.

Zunächst einmal hilft die Selbstfürsorge im mittleren Lebensalter dabei, häufige Gesundheitsprobleme, die mit diesem Lebensabschnitt einhergehen, zu verhindern und zu bewältigen. Durch aktive Maßnahmen zur Erhaltung einer guten körperlichen Gesundheit können wir das Risiko chronischer Erkrankungen wie Herzerkrankungen, Diabetes, Arthritis und Bluthochdruck senken. Regelmäßige Bewegung, eine ausgewogene Ernährung und regelmäßige Besuche beim Gesundheitspersonal spielen eine entscheidende Rolle bei der Vorbeugung und Früherkennung dieser Gesundheitsprobleme.

Darüber hinaus trägt die Selbstfürsorge im mittleren Lebensalter zu unserem geistigen und emotionalen Wohlbefinden bei. Dieser Lebensabschnitt kann von Herausforderungen wie Ruhestand, familiären Veränderungen, Verlusten und Übergängen geprägt sein. Wenn wir uns um unsere geistige und emotionale Gesundheit kümmern, können wir diese Herausforderungen besser bewältigen und eine positive Einstellung bewahren. Das Praktizieren von Stressbewältigungstechniken wie Meditation, tiefes Atmen und das Engagement für Aktivitäten, die uns Freude bereiten, können unser emotionales Gleichgewicht und unser psychologisches Wohlbefinden fördern.

Bei der Selbstfürsorge im Alter geht es nicht nur um die Vorbeugung und Bewältigung von Gesundheitsproblemen, sondern auch darum, in unsere allgemeine Lebensqualität zu investieren. Wenn wir uns um uns selbst kümmern, können wir unsere Energie, Vitalität und Lebensfreude erhalten. Dadurch können wir in unseren sozialen Beziehungen, in der Freizeit und bei unseren geistigen Aktivitäten aktiv, engagiert und erfüllt bleiben.

Es ist auch wichtig zu betonen, dass Selbstfürsorge im mittleren

Alter ein Akt der Liebe zu sich selbst ist. Nach Jahren, die wir anderen gewidmet haben, ist es an der Zeit, uns selbst die Erlaubnis zu geben, uns um unsere eigenen Bedürfnisse und unser Wohlbefinden zu kümmern. Selbstfürsorge ermöglicht es uns, eine positive Beziehung zu uns selbst zu pflegen, die auf Liebe, Respekt und Akzeptanz beruht.

Zusammenfassend lässt sich sagen, dass die Selbstfürsorge im mittleren Alter für unsere Gesundheit und Lebensqualität von größter Bedeutung ist. Sie ist eine wertvolle Investition, die wir in uns selbst tätigen, um unser körperliches, geistiges und emotionales Wohlbefinden zu erhalten. Indem wir aktiv etwas für uns selbst tun, können wir Gesundheitsproblemen vorbeugen, unser psychisches Wohlbefinden fördern und unsere Vitalität und Erfüllung aufrechterhalten. Es ist an der Zeit, die Selbstfürsorge in den Mittelpunkt unseres Lebens im mittleren Alter zu stellen und diese Phase voll und ganz mit Gesundheit, Glück und Gelassenheit zu erleben.

KAPITEL 2: AUSGEWOGENE ERNÄHRUNG FÜR EINE OPTIMALE GESUNDHEIT

Die Ernährung spielt in jedem Alter eine entscheidende Rolle für unsere Gesundheit, doch im Alter ist sie noch wichtiger. Eine ausgewogene und nährstoffreiche Ernährung ist der Schlüssel zur Erhaltung einer optimalen Gesundheit, zur Stärkung unseres Immunsystems und zur Vorbeugung chronischer Krankheiten. In diesem Kapitel erforschen wir die Bedeutung einer ausgewogenen Ernährung im mittleren Lebensalter und lernen die Grundsätze einer gesunden Ernährung kennen, die auf unsere speziellen Bedürfnisse zugeschnitten ist.

Wenn wir älter werden, ändern sich unsere Ernährungsbedürfnisse. Unser Stoffwechsel verlangsamt sich, die Muskelmasse nimmt ab und unsere Fähigkeit, bestimmte Nährstoffe aufzunehmen, kann eingeschränkt sein. Deshalb ist es wichtig, dass wir darauf achten, dass unsere Ernährung reich an wichtigen Nährstoffen ist, um den spezifischen Bedürfnissen unseres Körpers gerecht zu werden.

Der erste Schritt zu einer ausgewogenen Ernährung besteht darin, eine Vielzahl von Lebensmitteln in unsere tägliche Ernährung aufzunehmen. Obst, Gemüse, Vollkorngetreide, mageres Eiweiß und fettarme Milchprodukte sollten die Grundlage unserer Ernährung bilden. Diese Lebensmittel liefern eine Reihe wichtiger Nährstoffe wie Vitamine, Mineralstoffe, Ballaststoffe und Proteine, die für unsere allgemeine Gesundheit notwendig sind.

Es ist auch wichtig, unsere Kalorienzufuhr zu kontrollieren, um ein gesundes Gewicht zu halten. Wenn wir älter werden, verlangsamt sich unser Stoffwechsel, was bedeutet, dass wir weniger Kalorien benötigen, um unser Gewicht zu halten. Indem wir unsere Portionen anpassen und nahrhafte, aber kalorienarme Lebensmittel wählen, können wir eine übermäßige Gewichtszunahme vermeiden und ein gesundes Gewicht halten.

Ein weiterer Schlüsselaspekt der Ernährung im mittleren Lebensalter ist die Einnahme von Kalzium und Vitamin D zur Erhaltung der Knochengesundheit. Vor allem Frauen nach der Menopause sind anfälliger für Osteoporose, eine Krankheit, die durch eine geringe Knochendichte gekennzeichnet ist. Es wird empfohlen, kalziumreiche Lebensmittel wie Milchprodukte, grünes Blattgemüse und Trockenfrüchte zu verzehren und sich der Sonne auszusetzen, um Vitamin D zu synthetisieren.

Wenn wir älter werden, ist es auch wichtig, auf unseren Natriumkonsum zu achten. Ein übermäßiger Natriumkonsum kann zu einem Anstieg des Blutdrucks führen und das Risiko von Herz-Kreislauf-Erkrankungen erhöhen. Es ist ratsam, verarbeitete Lebensmittel und salzreiche Lebensmittel einzuschränken und gesündere Alternativen zu wählen, wie z. B. Kräuter und Gewürze, die den Geschmack der Gerichte verstärken.

Schließlich ist es wichtig, eine ausreichende Flüssigkeitszufuhr aufrechtzuerhalten. Mit zunehmendem Alter kann unser Durstgefühl nachlassen, was zu einer Dehydrierung führen kann. Es wird empfohlen, den ganzen Tag über ausreichend Wasser zu trinken und auf unseren Konsum von zuckerhaltigen oder alkoholischen Getränken zu achten, da diese zur Dehydrierung beitragen können.

Zusammenfassend lässt sich sagen, dass eine ausgewogene Ernährung für eine optimale Gesundheit im Alter von entscheidender Bedeutung ist. Indem wir nahrhafte Lebensmittel auswählen, unsere Portionen kontrollieren und auf die spezifischen Bedürfnisse unseres Körpers eingehen, können wir unser Immunsystem stärken, chronischen Krankheiten vorbeugen und unser allgemeines Wohlbefinden aufrechterhalten. Es ist an der Zeit, auf unsere Ernährung zu achten und fundierte Entscheidungen für ein gesundes und erfülltes Leben jenseits der 50 zu treffen.

KAPITEL 3: REGELMÄSSIGE KÖRPERLICHE AKTIVITÄT AUFRECHTERHALTEN

Regelmäßige körperliche Aktivität ist in jedem Alter ein wesentlicher Faktor für die Erhaltung unserer Gesundheit und unseres Wohlbefindens, und im mittleren Alter ist dies noch entscheidender. Ein sitzender Lebensstil kann zu einem Verlust an Muskelmasse, verminderter Kraft, geringerer Mobilität und einem erhöhten Risiko für chronische Krankheiten führen. In diesem Kapitel erkunden wir, wie wichtig es ist, auch im Alter regelmäßig körperlich aktiv zu sein, und lernen verschiedene Arten von Übungen kennen, die unserer allgemeinen Gesundheit zugutekommen.

Zunächst einmal ist es wichtig zu verstehen, dass regelmäßige körperliche Aktivität viele Vorteile für unseren Körper und unseren Geist hat. Auf der körperlichen Ebene trägt regelmäßiges Training dazu bei, eine angemessene Muskelmasse zu erhalten, die Knochendichte zu verbessern und das Herz-Kreislauf-System zu stärken. Sie fördert außerdem eine bessere Flexibilität, Mobilität und Koordination, was uns hilft, im Alter aktiv und unabhängig zu bleiben.

Auf mentaler und emotionaler Ebene trägt regelmäßige körperliche Aktivität dazu bei, Stress abzubauen, die Stimmung zu verbessern und eine bessere Schlafqualität zu fördern. Wenn wir Sport treiben, setzt unser Körper Endorphine frei, natürliche Chemikalien, die ein Gefühl des Wohlbefindens und des Glücks vermitteln. Dies kann sich positiv auf unsere psychische Gesundheit auswirken, uns helfen, mit Angstzuständen und Depressionen umzugehen, und unser Selbstwertgefühl stärken.

Eine regelmäßige körperliche Aktivität aufrechtzuerhalten bedeutet nicht unbedingt, sich an intensiven oder anstrengenden Übungen zu beteiligen. Wichtig ist, dass wir Aktivitäten wählen, die uns Spaß machen und die unserer körperlichen Verfassung entsprechen. Aktivitäten mit mäßiger Intensität wie zügiges Gehen, Schwimmen, Radfahren, Tai Chi oder Yoga sind hervorragende Optionen, um unsere Fitness zu erhalten, ohne unsere Gelenke zu sehr zu belasten.

Es wird empfohlen, mindestens 150 Minuten körperliche Aktivität mit mäßiger Intensität pro Woche anzustreben, die über mehrere Tage verteilt werden. Dies kann erreicht werden, indem man an fünf Tagen in der Woche etwa 30-minütige Einheiten absolviert. Auch wenn dies schwer zu erreichen scheint, sollten Sie daran denken, dass jede kleine Handlung zählt. In den Pausen zu gehen, die Treppe statt den Aufzug zu nehmen, im Garten zu arbeiten oder zu Hause zu tanzen sind einfache Möglichkeiten, um unser Aktivitätsniveau zu erhöhen.

Neben Herz-Kreislauf-Übungen sollten wir unbedingt auch Übungen zur Stärkung der Muskulatur in unsere Bewegungsroutine einbeziehen. Muskelaufbau hilft uns, unsere Muskelmasse zu erhalten, unser Gleichgewicht und unsere

Stabilität zu verbessern und Stürzen vorzubeugen, die im mittleren Alter besonders besorgniserregend sein können. Übungen wie Krafttraining, die Verwendung leichter Gewichte oder die Ausübung sanfter Gymnastik können von Vorteil sein.

Auch das Aufwärmen und Stretching vor und nach dem Sport sollte nicht vernachlässigt werden. Ein angemessenes Aufwärmen bereitet unseren Körper auf die Belastung vor und verringert das Verletzungsrisiko. Stretching hilft, unsere Flexibilität zu verbessern, verhindert Muskelsteifheit und fördert eine schnellere Erholung nach dem Training.

Zusammenfassend lässt sich sagen, dass die Aufrechterhaltung regelmäßiger körperlicher Aktivität für unsere Gesundheit und unser Wohlbefinden im Alter von entscheidender Bedeutung ist. Regelmäßige Bewegung hilft uns, unsere körperliche Fitness zu erhalten, unser Herz-Kreislauf-System zu stärken, unser Gleichgewicht und unsere Koordination zu verbessern und unser geistiges und emotionales Wohlbefinden zu fördern. Finden wir Aktivitäten, die uns Spaß machen, setzen wir uns erreichbare Ziele und integrieren wir körperliche Aktivität in unseren Alltag, um ein aktives, energiegeladenes und gesundes Leben jenseits der 50 zu führen.

KAPITEL 4: STRESS BEWÄLTIGEN UND ENTSPANNUNG KULTIVIEREN

Stress ist ein integraler Bestandteil unseres Lebens, aber im mittleren Alter kann er sich stärker auf unsere Gesundheit und unser Wohlbefinden auswirken. Stressbewältigung und die Kultivierung von Entspannung werden daher zu wesentlichen Aspekten, um unser Gleichgewicht und unsere Lebensqualität zu erhalten. In diesem Kapitel untersuchen wir verschiedene Strategien und Techniken, um Stress zu bewältigen und Momente der Entspannung in unserem Alltag zu finden.

Stress kann aus verschiedenen Quellen stammen, z. B. aus familiären, beruflichen und finanziellen Verpflichtungen oder sogar aus altersbedingten Veränderungen. Er kann sich in verschiedenen Formen äußern, die von Angst und Reizbarkeit bis hin zu körperlichen Symptomen wie Kopfschmerzen, Muskelschmerzen oder Schlafstörungen reichen. Zu lernen, wie man mit Stress umgeht, ist entscheidend, um den negativen Auswirkungen auf unsere Gesundheit vorzubeugen.

Einer der ersten Schritte zur Stressbewältigung besteht darin, die Stressquellen in unserem Leben zu identifizieren. Dies kann uns dabei helfen, zu verstehen, welche Faktoren zu unserem Stresspegel beitragen, und Wege zu finden, diese zu mildern. Manchmal kann es notwendig sein, Anpassungen in unserem Lebensstil vorzunehmen, z. B. unsere Verpflichtungen zu vereinfachen, Aufgaben zu delegieren oder unsere Prioritäten zu überdenken.

Auch das Praktizieren von Entspannungstechniken ist bei der Stressbewältigung von großem Nutzen. Zu den gängigsten Techniken gehören tiefes Atmen, Meditation, Yoga und Visualisierung. Diese Praktiken helfen uns dabei, unseren Geist zu beruhigen, unsere Muskelspannung zu reduzieren und einen Zustand tiefer Entspannung zu fördern. Es wird empfohlen, jeden Tag einige Minuten für die Ausübung dieser Techniken einzuplanen, um Entspannung zu kultivieren und die schädlichen Auswirkungen von Stress zu reduzieren.

Die regelmäßige körperliche Aktivität, die wir zuvor besprochen haben, spielt ebenfalls eine wichtige Rolle bei der Stressbewältigung. Wenn wir Sport treiben, schüttet unser Körper Endorphine aus, natürliche Chemikalien, die wie natürliche Schmerzmittel wirken und ein Gefühl des Wohlbefindens vermitteln. Wenn wir körperliche Aktivität in unsere tägliche Routine einbauen, können wir unseren Stresspegel senken und unsere Stimmung verbessern.

Es ist auch wichtig, Aktivitäten zu finden, die uns Freude bereiten und bei denen wir uns entspannen können. Ob Lesen, Gartenarbeit, Malen, Musik hören oder eine andere kreative oder erholsame Tätigkeit - wenn wir uns für diese Hobbys Zeit nehmen, kann uns das helfen, dem Alltagsstress zu entfliehen und ein Gefühl des Wohlbefindens zu kultivieren.

Stressbewältigung wäre nicht vollständig, wenn wir uns

nicht auch um unser geistiges und emotionales Wohlbefinden kümmern würden. Es ist wichtig, Zeiten zu finden, in denen wir uns ausruhen, neue Kraft schöpfen und uns Aktivitäten widmen können, die uns Freude und Zufriedenheit bringen. Wenn wir uns die Zeit nehmen, mit unseren Lieben zu sozialisieren, unsere Gedanken und Gefühle mitzuteilen oder bei Bedarf sogar eine Fachkraft für psychische Gesundheit aufzusuchen, kann dies für unsere psychische Gesundheit und die Stressbewältigung äußerst förderlich sein.

Zusammenfassend lässt sich sagen, dass die Bewältigung von Stress und die Kultivierung von Entspannung wesentliche Elemente für unser Wohlbefinden im Alter sind. Indem wir Stressquellen identifizieren, Entspannungstechniken anwenden, regelmäßig Sport treiben und Aktivitäten finden, die uns Freude bereiten, können wir die negativen Auswirkungen von Stress reduzieren und unsere Lebensqualität verbessern. Wir sollten nicht vergessen, wie wichtig es ist, uns um unser geistiges und emotionales Wohlbefinden zu kümmern, und ein Gleichgewicht finden, das Entspannung und Gelassenheit in unserem Alltag fördert.

KAPITEL 5: PFLEGE DER HAUT UND DES AUSSEHENS

Im mittleren Alter ist es besonders wichtig, sich um seine Haut und sein Aussehen zu kümmern. Unsere Haut unterliegt natürlichen altersbedingten Veränderungen, wie dem Verlust von Elastizität, dem Auftreten von Falten und Flecken sowie einer verminderten Kollagenproduktion. In diesem Kapitel erforschen wir, wie wichtig es ist, die Haut mit zunehmendem Alter zu pflegen, und teilen Tipps mit, wie Sie ein gesundes und strahlendes Aussehen bewahren können.

Eine gute Hautpflegeroutine ist wichtig, um die Gesundheit und Jugendlichkeit der Haut zu erhalten. Es ist wichtig, die Haut morgens und abends gründlich zu reinigen und dabei milde, auf unseren Hauttyp abgestimmte Produkte zu verwenden. Durch die Reinigung werden Unreinheiten, überschüssiger Talg und Make-up-Rückstände entfernt, was dazu beiträgt, verstopfte Poren und die Entstehung von Pickeln zu verhindern.

Nach der Reinigung sollten wir eine Feuchtigkeitscreme auftragen, die auf unseren Hauttyp abgestimmt ist. Feuchtigkeit ist wichtig, um die Geschmeidigkeit und Elastizität der Haut zu erhalten. Wählen Sie Cremes, die reich an feuchtigkeitsspendenden Inhaltsstoffen wie Hyaluronsäure,

Vitamin E oder Aloe Vera sind. Denken Sie daran, auch eine Sonnencreme mit einem angemessenen Lichtschutzfaktor (LSF) aufzutragen, um Ihre Haut vor schädlichen UV-Strahlen zu schützen.

Neben der Feuchtigkeitspflege ist auch ein regelmäßiges Peeling der Haut wichtig, um abgestorbene Hautzellen zu entfernen und die Zellerneuerung zu fördern. Dadurch wird die Hautstruktur verbessert, das Erscheinungsbild von Falten gemindert und ein strahlenderer Teint erzielt. Wählen Sie ein sanftes Peeling, das für Ihre Haut geeignet ist, und verwenden Sie es ein- bis zweimal pro Woche.

Ein weiterer wichtiger Schritt in der Hautpflegeroutine ist die Verwendung eines Serums. Seren sind Produkte mit konzentrierten Wirkstoffen, die auf bestimmte Probleme wie Falten, Pigmentflecken oder schlaffe Haut abzielen. Wählen Sie ein Serum, das auf Ihre Bedürfnisse zugeschnitten ist, und tragen Sie es vor Ihrer Feuchtigkeitscreme auf.

Neben der äußeren Pflege ist es auch wichtig, unsere Haut von innen heraus zu pflegen. Eine ausgewogene Ernährung, die reich an Obst, Gemüse, mageren Proteinen und essenziellen Fettsäuren ist, trägt zur Gesunderhaltung unserer Haut bei. Achten Sie darauf, ausreichend Wasser zu trinken, um die Haut optimal mit Feuchtigkeit zu versorgen.

Neben der Hautpflege spielt auch das allgemeine Erscheinungsbild eine wichtige Rolle für unser Wohlbefinden. Wenn Sie auf Ihr Äußeres achten, kann dies zu einem höheren Selbstwertgefühl und mehr Selbstvertrauen beitragen. Nehmen Sie sich die Zeit, Kleidung zu wählen, die Sie betonen, Ihre Frisur pflegen und eine gute Körperhygiene aufrechterhalten. Probieren Sie ruhig neue Frisuren oder Kleidungsstile aus, damit Sie sich in Ihrer Haut wohlfühlen.

Schließlich ist es wichtig, sich daran zu erinnern, dass es bei Schönheit nicht nur um das äußere Erscheinungsbild geht. Pflegen Sie positive soziale Beziehungen, umgeben Sie sich mit Menschen, die Sie unterstützen, und nehmen Sie sich Zeit für sich selbst. Wenn Sie sich um Ihr emotionales und mentales Wohlbefinden kümmern, wird sich das auch in Ihrem Aussehen widerspiegeln und Ihnen helfen, von innen heraus zu strahlen.

Zusammenfassend lässt sich sagen, dass die Pflege der Haut und des Aussehens im Alter eine wertvolle Investition in unser allgemeines Wohlbefinden ist. Eine gute Hautpflegeroutine, eine ausgewogene Ernährung, ausreichende Feuchtigkeitszufuhr und ein positives Selbstwertgefühl tragen dazu bei, ein gesundes und strahlendes Aussehen zu bewahren. Denken Sie daran, dass Schönheit in Selbstvertrauen und Selbstverwirklichung liegt. Achten Sie also auf sich selbst und umarmen Sie Ihre eigene Schönheit in jeder Phase Ihres Lebens.

KAPITEL 6: SCHLAF UND ERHOLUNG FÜR MEHR VITALITÄT

Der Schlaf spielt eine grundlegende Rolle für unsere Gesundheit und unser Wohlbefinden. Wenn wir älter werden, wird es noch wichtiger, auf unseren Schlaf zu achten und eine gute Erholung zu fördern, um eine optimale Vitalität zu erhalten. In diesem Kapitel erkunden wir die Bedeutung des Schlafs, die Faktoren, die unsere Erholung stören können, und teilen Tipps zur Verbesserung der Schlafqualität und zur Förderung einer angemessenen Erholung mit.

Qualitativ hochwertiger Schlaf ist für unseren Körper und unseren Geist von entscheidender Bedeutung. Während des Schlafs regeneriert und repariert sich unser Körper, unsere kognitiven Funktionen werden gefestigt, unser Immunsystem wird gestärkt und unser emotionales Gleichgewicht reguliert. Mit zunehmendem Alter kommt es jedoch häufig zu Veränderungen in unserem Schlaf, wie z. B. Einschlafschwierigkeiten, häufiges nächtliches Aufwachen oder eine geringere Gesamtschlafdauer.

Es gibt viele Faktoren, die unseren Schlaf stören können. Stress, Sorgen, Gesundheitsprobleme, Medikamente, Atemstörungen wie Schlafapnoe und unangemessene Lebensgewohnheiten wie übermäßiger Koffein- oder Alkoholkonsum können sich alle auf unsere Schlafqualität auswirken. Es ist wichtig, diese Faktoren zu erkennen und Maßnahmen zu ergreifen, um sie abzuschwächen.

Ein erster Schritt zur Förderung eines guten Schlafs besteht darin, eine Umgebung zu schaffen, in der man sich gut erholen kann. Achten Sie darauf, dass Ihr Schlafzimmer dunkel, ruhig und gut belüftet ist. Investieren Sie in eine hochwertige Matratze und Kissen, die Ihrem Körper eine gute Unterstützung bieten. Führen Sie eine entspannende Schlafenszeit-Routine ein und vermeiden Sie vor dem Schlafengehen Stimulanzien wie Computerbildschirme, Fernsehen oder Mobiltelefone. Bevorzugen Sie stattdessen beruhigende Aktivitäten wie Lesen, Meditation oder ein warmes Bad.

Die Aufrechterhaltung regelmäßiger Schlafzeiten ist ebenfalls wichtig. Versuchen Sie, auch am Wochenende zu festen Zeiten ins Bett zu gehen und aufzustehen, um Ihre innere Uhr zu regulieren und einen erholsameren Schlaf zu fördern. Vermeiden Sie ausgedehnte Nickerchen am Tag, da diese Ihren nächtlichen Schlafrhythmus stören können.

Stressbewältigung ist auch entscheidend für die Verbesserung unserer Schlafqualität. Finden Sie Entspannungstechniken, die Ihnen gut tun, z. B. Meditation, tiefes Atmen, Yoga oder Visualisierung. Üben Sie diese Techniken regelmäßig, vor allem vor dem Schlafengehen, um sich zu entspannen und Ihren Geist zu beruhigen.

Wenn Sie trotz all dieser Bemühungen weiterhin Schlafprobleme haben, kann es hilfreich sein, einen Gesundheitsexperten aufzusuchen. Diese können Ihre Situation einschätzen, Ihnen weitere Ratschläge geben und Ihnen ggf. spezielle Behandlungen oder Therapien zur Verbesserung Ihres Schlafs verschreiben.

Neben dem Schlaf ist die Erholung ebenso wichtig, um eine erhöhte Vitalität aufrechtzuerhalten. Geben Sie Ihrem Körper Zeit, sich nach Phasen intensiver körperlicher oder geistiger Anstrengung zu erholen. Hören Sie auf Ihre Bedürfnisse und gönnen Sie sich Momente der Ruhe und Entspannung. Nehmen Sie sich Zeit für Aktivitäten, die Ihnen Spaß machen und bei denen Sie neue Energie tanken können, sei es das Lesen eines Buches, ein Spaziergang in der Natur oder die Ausübung eines Hobbys.

Zusammenfassend lässt sich sagen, dass Schlaf und Erholung Schlüsselfaktoren für die Aufrechterhaltung einer erhöhten Vitalität im mittleren Lebensalter sind. Indem wir uns gute Schlafgewohnheiten aneignen, eine erholsame Umgebung schaffen, Stress bewältigen und unserer Erholung Aufmerksamkeit schenken, können wir die Qualität unseres Schlafs verbessern und eine optimale Vitalität fördern. Denken Sie daran, dass Ruhe und Erholung unerlässlich sind, um unsere allgemeine Gesundheit zu erhalten und das Leben in vollen Zügen zu genießen.

KAPITEL 7: DIE GEISTIGE UND EMOTIONALE GESUNDHEIT BEWAHREN

Im mittleren Alter wird die Erhaltung der geistigen und emotionalen Gesundheit entscheidend für die Aufrechterhaltung einer erfüllenden Lebensqualität. Körperliche Veränderungen, Lebensübergänge und tägliche Herausforderungen können unser psychisches Wohlbefinden beeinträchtigen. In diesem Kapitel erkunden wir, wie wichtig es ist, auf unsere geistige und emotionale Gesundheit zu achten, und teilen Tipps zur Erhaltung eines positiven geistigen und emotionalen Gleichgewichts.

Die geistige und emotionale Gesundheit ist ein oft vernachlässigter Aspekt, der jedoch genauso wichtig ist wie die körperliche Gesundheit. Wenn wir uns um unseren Geist und unsere Emotionen kümmern, trägt dies zu einem ausgeglicheneren und zufriedeneren Leben bei. Ein erster Schritt zur Erhaltung der geistigen Gesundheit besteht darin, seine Emotionen zu erkennen und zu steuern. Es ist normal, eine Reihe von Emotionen zu empfinden, darunter Stress, Angst, Traurigkeit oder Wut. Lernen Sie, Ihre Emotionen zu erkennen, sie auf gesunde Weise auszudrücken und Wege zu finden, mit ihnen umzugehen.

Soziale Unterstützung spielt eine entscheidende Rolle für unsere psychische Gesundheit. Pflegen Sie positive und unterstützende Beziehungen zu Ihrer Familie, Ihren Freunden und Ihrer Gemeinde. Teilen Sie Ihre Sorgen, Freuden und Schwierigkeiten mit Menschen, denen Sie vertrauen. Wenn Sie sich isoliert fühlen oder Schwierigkeiten haben, soziale Kontakte zu knüpfen, erwägen Sie, sich an Aktivitäten oder Gruppen zu beteiligen, die Sie interessieren. Soziale Interaktionen können ein Gefühl der Zugehörigkeit und des Wohlbefindens fördern.

Die regelmäßige Ausübung von Aktivitäten, die Entspannung und Freude fördern, ist ebenfalls vorteilhaft für die Erhaltung der geistigen und emotionalen Gesundheit. Tun Sie Dinge, die Ihnen Spaß machen, seien es Hobbys, Reisen, künstlerische Praktiken oder Entspannungsmomente. Gönnen Sie sich Zeit für sich selbst, um Kraft zu tanken und Ihre Leidenschaften zu pflegen.

Die Bewältigung von Stress ist ein Schlüsselfaktor für die Erhaltung der psychischen Gesundheit. Ermitteln Sie die Stressquellen in Ihrem Leben und suchen Sie nach Strategien, um diese zu reduzieren oder effektiv zu bewältigen. Dazu können Entspannungstechniken wie Meditation oder tiefes Atmen, regelmäßige körperliche Betätigung, strukturierte Routinen und das Erlernen von Techniken zum Zeitmanagement gehören.

Ein ausgewogenes Verhältnis zwischen Berufs- und Privatleben ist auch für die Erhaltung der psychischen Gesundheit von entscheidender Bedeutung. Gönnen Sie sich Pausen und Ruhepausen, vermeiden Sie Überforderung und lernen Sie, klare Grenzen zwischen Ihrem Berufs- und Privatleben zu ziehen. Achten Sie auf sich selbst, indem Sie sich außerhalb der Arbeit

Momente der Entspannung und des Vergnügens gönnen.

Wenn Sie anhaltende Schwierigkeiten mit Ihrer geistigen oder emotionalen Gesundheit haben, sollten Sie nicht zögern, professionelle Hilfe in Anspruch zu nehmen. Psychiatrische Fachkräfte wie Psychologen oder Psychiater können Ihnen eine auf Ihre Bedürfnisse zugeschnittene Unterstützung bieten und Ihnen helfen, Strategien zur Erhaltung Ihres psychischen Wohlbefindens zu entwickeln.

Zusammenfassend lässt sich sagen, dass die Erhaltung der geistigen und emotionalen Gesundheit für ein erfülltes Leben im Alter von entscheidender Bedeutung ist. Indem Sie sich um Ihre Emotionen kümmern, positive Beziehungen pflegen, entspannende Aktivitäten ausüben und Stress bewältigen, können Sie ein positives geistiges und emotionales Gleichgewicht aufrechterhalten. Denken Sie daran, dass es wichtig ist, bei Bedarf Hilfe in Anspruch zu nehmen und auf allen Ebenen Ihres Seins für sich selbst zu sorgen.

KAPITEL 8: SOZIALE BINDUNGEN STÄRKEN UND VERBINDUNGEN SCHAFFEN

Soziale Bindungen spielen eine grundlegende Rolle für unser Wohlbefinden und unser Glück in jedem Alter. Im Laufe unseres Lebens ist es wichtig, unsere sozialen Beziehungen zu stärken und neue Verbindungen zu knüpfen, um ein erfülltes Sozialleben aufrechtzuerhalten. In diesem Kapitel erkunden wir die Bedeutung sozialer Bindungen, die Vorteile eines aktiven Soziallebens und teilen Tipps, wie Sie Ihre Beziehungen stärken und neue, bereichernde Verbindungen herstellen können.

Soziale Beziehungen sind für unser emotionales und mentales Wohlbefinden von entscheidender Bedeutung. Durch die Interaktion mit anderen Menschen fühlen wir uns verbunden, verstanden und unterstützt. Freunde, Familie, Kollegen und die Gemeinde können eine wichtige Rolle in unserem Leben spielen, indem sie uns ein unterstützendes Netzwerk und Möglichkeiten zum Austausch und zur Freude bieten.

Um Ihre bestehenden sozialen Bindungen zu stärken, sollten Sie sich die Zeit nehmen, Ihre Beziehungen zu pflegen. Schenken Sie Ihren Lieben Aufmerksamkeit, indem Sie ihnen zuhören, sich in sie einfühlen und Interesse an ihrem Leben zeigen. Organisieren Sie regelmäßige Treffen, sei es, um gemeinsam zu essen, an gemeinsamen Aktivitäten teilzunehmen oder einfach nur bei einer Tasse Kaffee zu plaudern. Scheuen Sie sich nicht, Ihre Dankbarkeit und Wertschätzung gegenüber Ihren Angehörigen auszudrücken, denn das stärkt die emotionale Bindung.

Es ist auch vorteilhaft, neue Möglichkeiten für soziale Kontakte zu erkunden. Treten Sie Clubs, Interessengruppen oder Vereinen bei, die Ihren Leidenschaften und Interessen entsprechen. So lernen Sie neue Menschen mit ähnlichen Interessen kennen, was wiederum neue Verbindungen fördert und Ihren sozialen Kreis erweitert. Auch ehrenamtliche Tätigkeiten können eine hervorragende Gelegenheit sein, Menschen zu treffen, die sich für ähnliche Anliegen engagieren, und sich in Ihrer Gemeinde nützlich zu fühlen.

Der technologische Fortschritt bietet auch neue Möglichkeiten, um soziale Bindungen auch aus der Ferne aufrechtzuerhalten. Nutzen Sie soziale Netzwerke, Instant-Messaging-Anwendungen und Videoanrufe, um mit Ihren Lieben in Kontakt zu bleiben, vor allem, wenn Sie geografisch weit entfernt sind. Organisieren Sie virtuelle Treffen, nehmen Sie an Online-Diskussionsgruppen teil oder teilen Sie besondere Momente mit Ihren Lieben - auch aus der Ferne.

Es ist wichtig zu beachten, dass die Qualität der sozialen Bindungen wichtiger ist als die Quantität. Es ist nicht notwendig, viele Freunde zu haben, sondern vielmehr tiefe und bedeutungsvolle Beziehungen zu pflegen. Investieren Sie Zeit und Energie in Beziehungen, die Ihnen gegenseitige Unterstützung, Verständnis und Freude bringen.

Zusammenfassend lässt sich sagen, dass die Stärkung sozialer

Bindungen und der Aufbau neuer Verbindungen wichtige Aspekte des Lebens im mittleren Alter sind. Soziale Beziehungen tragen zu unserem emotionalen, mentalen und sogar körperlichen Wohlbefinden bei. Nehmen Sie sich die Zeit, Ihre bestehenden Beziehungen zu pflegen, neue Verbindungen zu knüpfen und neue Möglichkeiten der Sozialisation zu erkunden. Sie werden feststellen, dass starke soziale Bindungen Ihr Leben bereichern und Ihnen ein Gefühl der Verbundenheit und des Glücks vermitteln.

KAPITEL 9: DURCH LEBENSLANGES LERNEN EINEN AKTIVEN GEIST BEWAHREN

Im Laufe unseres Lebens ist es von entscheidender Bedeutung, dass wir unseren Geist aktiv und wachsam halten. Lebenslanges Lernen ist ein effektiver Weg, um unser Gehirn zu stimulieren, unser Wissen zu erweitern und ein gesundes Altern zu fördern. In diesem Kapitel untersuchen wir die Bedeutung eines aktiven Geistes, die Vorteile des lebenslangen Lernens und geben Tipps, wie Sie lebenslanges Lernen in Ihr tägliches Leben integrieren können.

Lebenslanges Lernen bietet zahlreiche Vorteile für unser geistiges und kognitives Wohlbefinden. Es stimuliert unser Gehirn, verbessert unser Gedächtnis, stärkt unsere Konzentrationsfähigkeit und sorgt dafür, dass wir neugierig und engagiert in der Welt um uns herum bleiben. Darüber hinaus kann uns lebenslanges Lernen dabei helfen, neue Fähigkeiten zu erwerben, unseren Horizont zu erweitern und unser Selbstvertrauen zu erhalten.

Es gibt viele Möglichkeiten, lebenslanges Lernen in unser tägliches Leben einzubauen. Eine Möglichkeit ist die Teilnahme an Kursen oder Workshops in Bereichen, die Sie interessieren. Sei es das Erlernen einer neuen Sprache, das Spielen eines Musikinstruments oder das Erforschen einer Kunstrichtung - diese Aktivitäten werden Ihren Geist anregen und Ihnen gleichzeitig Freude und Zufriedenheit bereiten.

Bücher und Lesen sind ebenfalls hervorragende Möglichkeiten, Ihr Wissen zu erweitern und Ihren Geist aktiv zu halten. Wählen Sie Bücher zu verschiedenen Themen aus, erkunden Sie unterschiedliche literarische Genres und lassen Sie sich von spannenden Geschichten mitreißen. Regelmäßiges Lesen nährt Ihren Geist, verbessert Ihren Wortschatz und Ihr Verständnis und regt Ihre Fantasie an.

Das Internet bietet eine Vielzahl von Ressourcen für lebenslanges Lernen. Erkunden Sie Bildungswebsites, E-Learning-Plattformen und Podcasts, die Ihnen die Möglichkeit bieten, Ihr Wissen in Bereichen, die Sie interessieren, zu vertiefen. Sie können auch an Online-Konferenzen und Webinaren teilnehmen oder sich Diskussionsforen anschließen, um sich mit anderen Lernbegeisterten auszutauschen.

Lernen ist nicht auf akademisches Wissen beschränkt. Sie können sich auch auf neue Aktivitäten einlassen, die Sie geistig herausfordern, z. B. Gesellschaftsspiele, Puzzles oder Rätsel. Diese Aktivitäten fördern Ihr Denken, Ihre Problemlösungskompetenz und Ihre Anpassungsfähigkeit.

Eine weitere Möglichkeit, lebenslanges Lernen einzubauen, besteht darin, Ihr Wissen mit anderen zu teilen. Werden Sie Mentor oder ehrenamtlicher Helfer in Ihrer Gemeinde. Geben Sie

Ihre Fähigkeiten und Erfahrungen an andere weiter, sei es durch die Teilnahme an Mentorenprogrammen oder durch das Anbieten von Kursen oder Workshops in Ihrem Fachgebiet. Unterrichten ist eine lohnende Erfahrung, die Ihr eigenes Lernen stärkt und gleichzeitig anderen dabei hilft, zu wachsen.

Schließlich sollten Sie sich nicht davor scheuen, Ihre Komfortzone zu verlassen und neue Ideen und Perspektiven zu erkunden. Seien Sie offen für Veränderungen, andere Meinungen und intellektuelle Herausforderungen. So können Sie weiter wachsen, sich weiterentwickeln und einen wachen und aktiven Geist bewahren.

Zusammenfassend lässt sich sagen, dass die Aufrechterhaltung eines aktiven Geistes durch lebenslanges Lernen ein effektiver Weg ist, unser Gehirn zu stimulieren und ein gesundes Altern zu fördern. Wenn Sie lebenslanges Lernen in Ihr tägliches Leben einbauen, werden Sie Ihren Geist bereichern, Ihr Wissen erweitern und sich auf Ihrem Lebensweg weiterhin entfalten.

KAPITEL 10: SEXUALITÄT UND INTIMITÄT IM ERWACHSENENALTER

Sexualität und Intimität sind wichtige Aspekte unseres Lebens, unabhängig von unserem Alter. Mit fortschreitendem Erwachsenenalter ist es von entscheidender Bedeutung, dass wir erkennen, wie wichtig es ist, ein erfülltes Sexualleben und befriedigende intime Beziehungen zu pflegen. In diesem Kapitel untersuchen wir, welche Veränderungen in der Sexualität auftreten können, wenn wir älter werden, vor welchen Herausforderungen wir stehen könnten und wie wir eine befriedigende emotionale und körperliche Intimität aufrechterhalten können.

Es ist wichtig zu verstehen, dass sich die Sexualität im Laufe unseres Lebens verändert, auch wenn wir älter werden. Hormonelle Veränderungen, medizinische Bedingungen und psychologische Faktoren können sich auf unser sexuelles Verlangen, unsere Leistungsfähigkeit und unsere sexuelle Zufriedenheit auswirken. Es ist von entscheidender Bedeutung, dass wir diese Veränderungen akzeptieren und unsere Erwartungen an die Sexualität an unsere Realität anpassen.

Offene und ehrliche Kommunikation ist entscheidend für die Aufrechterhaltung von Intimität und sexueller Zufriedenheit. Es ist wichtig, mit Ihrem Partner über Ihre Bedürfnisse, Wünsche und Grenzen zu sprechen. Sprechen Sie offen über Ihre Sorgen und Erwartungen, um gegenseitiges Verständnis zu fördern und Wege zu finden, wie Sie eine erfüllende Intimität aufrechterhalten können.

Es ist auch entscheidend, dass Sie auf Ihre körperliche und emotionale Gesundheit achten, um Ihr Sexualleben zu unterstützen. Die Aufrechterhaltung eines gesunden Lebensstils, eine ausgewogene Ernährung, regelmäßige Bewegung und die Bewältigung von Stress sind allesamt Faktoren, die sich positiv auf Ihre Libido und Ihr allgemeines Wohlbefinden auswirken können. Zögern Sie nicht, einen Gesundheitsexperten aufzusuchen, wenn Sie anhaltende Probleme haben, die Ihre Sexualität beeinträchtigen.

Es ist wichtig zu erkennen, dass emotionale Intimität genauso wichtig ist wie körperliche Intimität. Der Aufbau einer starken emotionalen Bindung zu Ihrem Partner fördert eine größere sexuelle Befriedigung. Nehmen Sie sich Zeit, um zärtliche Momente miteinander zu teilen und Ihre Liebe und gegenseitige Wertschätzung auszudrücken. Denken Sie daran, dass Intimität auch außerhalb des Schlafzimmers aufgebaut wird, durch Gesten der Zuneigung, tiefgründige Gespräche und Momente der Verbundenheit.

Es ist normal, dass die sexuelle Häufigkeit und die sexuellen Vorlieben von Person zu Person variieren können, wenn wir älter werden. Es ist wichtig, diese Unterschiede zu akzeptieren und ein Gleichgewicht zu finden, das sowohl für Sie als auch für Ihren Partner stimmt. Experimentieren und Erforschen können Wege sein, Ihrem Sexualleben etwas Neues und Abwechslungsreiches hinzuzufügen, indem Sie neue Techniken ausprobieren oder neue Formen der Intimität in Betracht ziehen, die Ihren Bedürfnissen und Wünschen entsprechen.

Es ist auch wesentlich, anzuerkennen, dass Sexualität nicht auf die sexuelle Aktivität an sich beschränkt ist. Intimität und Zuneigung können auf vielfältige Weise ausgedrückt werden, z. B. durch Berührungen, Umarmungen, Massagen und zärtliche Momente. Wichtig ist, dass Sie eine körperliche und emotionale Verbindung zu Ihrem Partner aufrechterhalten und Ihre Praktiken an Ihre Bedürfnisse und Fähigkeiten anpassen.

Zusammenfassend lässt sich sagen, dass Sexualität und Intimität auch mit zunehmendem Alter wichtige Aspekte unseres Lebens bleiben. Indem wir die Veränderungen, die auftreten können, verstehen, offen mit unserem Partner kommunizieren und uns um unser körperliches und emotionales Wohlbefinden kümmern, können wir ein erfülltes Sexualleben und eine befriedigende Intimität aufrechterhalten. Scheuen Sie sich nicht, neue Wege zu erkunden, um sich mit Ihrem Partner zu verbinden und Ihre Zuneigung zu teilen, denn Sexualität und Intimität können sich im Laufe Ihres Lebens immer weiter entwickeln und gedeihen.

KAPITEL 11: HÄUFIGEN GESUNDHEITSPROBLE MEN VORBEUGEN

Mit fortschreitendem Erwachsenenalter ist es von entscheidender Bedeutung, dass wir Maßnahmen ergreifen, um häufigen Gesundheitsproblemen vorzubeugen und unser allgemeines Wohlbefinden zu erhalten. Vorbeugung ist oft einfacher und effektiver als Behandlung, daher ist es wichtig, Strategien und Lebensgewohnheiten zu kennen, die helfen können, Gesundheitsproblemen vorzubeugen. In diesem Kapitel erforschen wir vorbeugende Maßnahmen für häufige Gesundheitsprobleme, bewährte Praktiken und gesunde Lebensentscheidungen, die einen bedeutenden Unterschied machen können.

1. Eine ausgewogene Ernährung aufrechterhalten: Eine gesunde und ausgewogene Ernährung ist die Grundlage für eine gute Gesundheit. Achten Sie auf eine Ernährung, die reich an Obst, Gemüse, Vollkornprodukten, magerem Eiweiß und gesunden Fetten ist. Schränken Sie Ihren Konsum von Zucker, Salz und verarbeiteten Lebensmitteln ein. Achten Sie darauf, dass Sie alle wichtigen Nährstoffe erhalten, die Ihr Körper braucht, um optimal zu funktionieren.

2. Regelmäßig Sport treiben : Körperliche Aktivität ist

entscheidend, um ein gesundes Gewicht zu halten, Ihr Herz-Kreislauf-System zu stärken, Ihre Stimmung zu verbessern und vielen chronischen Krankheiten vorzubeugen. Suchen Sie sich eine körperliche Aktivität, die Ihnen Spaß macht, und versuchen Sie, sie in Ihre tägliche Routine einzubauen. Ob Walking, Schwimmen, Yoga oder Tanzen - wichtig ist, dass Sie aktiv bleiben und sich regelmäßig bewegen.

3. Vermeiden Sie Rauchen und übermäßigen Alkoholkonsum: Rauchen ist eine der Hauptursachen für vermeidbare Krankheiten, darunter Herzerkrankungen, Krebs und Atemwegserkrankungen. Vermeiden Sie das Rauchen und schützen Sie sich vor Passivrauch. Was den Alkohol betrifft, so konsumieren Sie ihn mäßig und verantwortungsvoll und halten Sie sich an die Gesundheitsempfehlungen.

4. Gesundes Gewicht halten: Ein gesundes Gewicht zu halten ist wichtig, um vielen Gesundheitsproblemen wie Typ-2-Diabetes, Herzerkrankungen und Arthritis vorzubeugen. Achten Sie auf gesunde Essgewohnheiten und bleiben Sie aktiv, um ein ausgeglichenes Gewicht zu halten.

5. Regelmäßige medizinische Untersuchungen durchführen: Regelmäßige medizinische Untersuchungen sind wichtig, um Gesundheitsprobleme frühzeitig zu erkennen und die notwendigen Maßnahmen zu ergreifen. Gehen Sie regelmäßig zum Arzt und lassen Sie die für Ihr Alter und Geschlecht empfohlenen Untersuchungen durchführen, wie z. B. Krebsvorsorgeuntersuchungen, Bluttests und Blutdruckkontrollen.

6. Schützen Sie Ihre Haut vor der Sonne: Übermäßige Sonneneinstrahlung kann zu Hautproblemen, einschließlich Hautkrebs, führen. Schützen Sie sich, indem Sie Sonnencreme

mit einem hohen Lichtschutzfaktor verwenden, Schutzkleidung tragen und die direkte Sonneneinstrahlung während der heißesten Stunden des Tages vermeiden.

7. Stressbewältigung: Chronischer Stress kann sich negativ auf Ihre geistige und körperliche Gesundheit auswirken. Lernen Sie Techniken zur Stressbewältigung, z. B. Meditation, Yoga, tiefes Atmen oder das Ausüben entspannender Aktivitäten. Finden Sie gesunde Wege, um mit Stress umzugehen und Ihr allgemeines Wohlbefinden zu fördern.

8. Ausreichend Schlaf: Ausreichender Schlaf ist für eine gute Gesundheit unerlässlich. Versuchen Sie, eine regelmäßige Schlafroutine einzuhalten, eine schlaffördernde Umgebung zu schaffen und sich vor dem Schlafengehen zu entspannen. Guter Schlaf trägt dazu bei, Ihr Immunsystem zu stärken, Ihre Stimmung zu regulieren und eine bessere Konzentration zu fördern.

Wenn Sie diese vorbeugenden Maßnahmen ergreifen und gesunde Lebensentscheidungen treffen, können Sie das Risiko, häufige Gesundheitsprobleme zu entwickeln, erheblich senken. Achten Sie auf Ihren Körper, hören Sie auf Ihre Bedürfnisse und setzen Sie sich proaktiv für die Erhaltung Ihrer Gesundheit ein.

KAPITEL 12: DIE VORTEILE VON MEDITATION UND ACHTSAMKEIT

Meditation und Achtsamkeit sind uralte Praktiken, die in unserer modernen Gesellschaft zunehmend an Popularität gewinnen. Diese Techniken können zahlreiche Vorteile für unsere geistige, emotionale und körperliche Gesundheit mit sich bringen. In diesem Kapitel befassen wir uns ausführlich mit den Vorteilen von Meditation und Achtsamkeit sowie mit den verschiedenen Möglichkeiten, sie in unseren Alltag zu integrieren.

Meditation ist eine Praxis, bei der man sich voll und ganz auf den gegenwärtigen Augenblick konzentriert und sich von Gedanken und Sorgen über die Vergangenheit oder die Zukunft löst. Sie kann durch das Einnehmen einer bequemen Körperhaltung, die Konzentration auf die Atmung, das Rezitieren von Mantras oder die Fokussierung auf einen bestimmten Gegenstand oder ein bestimmtes Gefühl erfolgen. Meditation hilft, den Geist zu beruhigen, die Präsenz zu kultivieren und einen Zustand der inneren Ruhe zu pflegen.

Achtsamkeit hingegen ist ein Ansatz, bei dem die Aufmerksamkeit absichtlich auf den gegenwärtigen Moment gerichtet wird, indem man sich seiner Gedanken, Gefühle und Körperempfindungen bewusst ist, ohne sie zu bewerten. Es ist eine Praxis, die Akzeptanz, Wohlwollen gegenüber sich selbst und Offenheit für die gegenwärtige Erfahrung fördert. Achtsamkeit kann in verschiedene alltägliche Aktivitäten integriert werden, z. B. Essen, Spazierengehen, Musik hören oder mit anderen interagieren.

Die Vorteile von Meditation und Achtsamkeit sind zahlreich und vielfältig. Hier sind einige der am häufigsten beobachteten Vorteile :

1. Stressabbau: Meditation und Achtsamkeit helfen beim Stressabbau, indem sie den Geist beruhigen und die Entspannung fördern. Diese Praktiken ermöglichen es uns, uns von negativen Gedanken, Sorgen und Grübeln zu befreien, was zu einer Verringerung von Stress und Angst führt.

2. Verbesserung der psychischen Gesundheit: Meditation und Achtsamkeit sind gut für die psychische Gesundheit. Sie fördern die geistige Klarheit, die Konzentration, die Kreativität und den Umgang mit Emotionen. Diese Praktiken können auch für Menschen hilfreich sein, die unter Depressionen, Angstzuständen oder Stimmungsschwankungen leiden.

3. Stärkung der Resilienz: Meditation und Achtsamkeit helfen dabei, eine größere Resilienz gegenüber den Herausforderungen und Schwierigkeiten des Lebens zu entwickeln. Sie ermöglichen es uns, eine Haltung der Akzeptanz, des Loslassens und der anpassungsfähigeren Reaktionen auf stressige Situationen zu kultivieren.

4. Verbesserung des körperlichen Wohlbefindens: Meditation

und Achtsamkeit haben auch positive Auswirkungen auf unser körperliches Wohlbefinden. Sie tragen dazu bei, den Blutdruck zu senken, das Immunsystem zu stärken und eine bessere Schlafqualität zu fördern. Diese Praktiken können auch dazu beitragen, chronische Schmerzen zu lindern und den Umgang mit chronischen Krankheiten zu verbessern.

5. Entwicklung von Einfühlungsvermögen und zwischenmenschlichen Beziehungen: Meditation und Achtsamkeit fördern ein größeres Einfühlungsvermögen gegenüber anderen Menschen.

sich selbst und anderen gegenüber. Sie helfen uns, harmonischere und authentischere Beziehungen zu pflegen, indem sie unsere Fähigkeit verbessern, zuzuhören, zu verstehen und auf wohlwollendere Weise zu kommunizieren.

Es gibt viele verschiedene Möglichkeiten, Meditation und Achtsamkeit zu praktizieren. Sie können sich für geführte Sitzungen entscheiden, an Meditationsretreats teilnehmen, sich einer Meditationsgruppe anschließen oder zu Hause selbstständig üben. Wichtig ist, dass Sie einen Ansatz finden, der Ihnen zusagt, und ihn regelmäßig in Ihr tägliches Leben integrieren.

Zusammenfassend lässt sich sagen, dass Meditation und Achtsamkeit zahlreiche Vorteile für unser geistiges, emotionales und körperliches Wohlbefinden bieten. Durch die Anwendung dieser Praktiken können Sie ein stärkeres Selbstbewusstsein entwickeln, Gelassenheit kultivieren und Ihre Lebensqualität verbessern. Zögern Sie nicht, diese Techniken zu erforschen und sie in Ihre tägliche Routine zu integrieren, um nachhaltige Vorteile zu ernten.

KAPITEL 13: EINE POSITIVE UND OPTIMISTISCHE EINSTELLUNG PFLEGEN

Eine positive und optimistische Einstellung kann eine wesentliche Rolle für unser emotionales Wohlbefinden und unsere Lebensqualität spielen. Wenn wir eine positive Einstellung kultivieren, sind wir besser gerüstet, um die Herausforderungen des Lebens zu meistern, gesunde Beziehungen zu pflegen und Zufriedenheit in unseren täglichen Erfahrungen zu finden. In diesem Kapitel untersuchen wir die Bedeutung der Aufrechterhaltung einer positiven und optimistischen Einstellung sowie praktische Strategien zur Kultivierung dieser positiven Denkweise.

1. Die Macht des positiven Denkens verstehen: Unsere Gedanken haben einen erheblichen Einfluss auf unsere Wahrnehmung der Realität und unser emotionales Wohlbefinden. Durch eine positive Einstellung können wir unsere negativen Gedanken in konstruktive Gedanken umwandeln. Es ist entscheidend, sich unserer negativen Denkmuster bewusst zu werden und sie durch positive Affirmationen und ermutigende Gedanken zu ersetzen.

2. Dankbarkeit üben: Dankbarkeit ist eine mächtige Praxis zur Aufrechterhaltung einer positiven Einstellung. Nehmen Sie sich regelmäßig Zeit, um über die positiven Aspekte Ihres Lebens nachzudenken, und drücken Sie Ihre Dankbarkeit gegenüber den Menschen, Erfahrungen und Dingen um Sie herum aus. Dankbarkeit wird Ihnen helfen, sich auf das Positive statt auf das Negative zu konzentrieren.

3. Umgeben Sie sich mit positiven Menschen: Unser Umfeld hat einen großen Einfluss auf unsere Einstellung und unsere Wahrnehmung der Welt. Versuchen Sie, sich mit positiven, optimistischen und wohlwollenden Menschen zu umgeben. Halten Sie sich von toxischen Beziehungen fern, die Ihr emotionales Wohlbefinden beeinträchtigen können. Pflegen Sie Freundschaften, die Sie unterstützen und inspirieren.

4. Eine konstruktive Sichtweise auf Misserfolge einnehmen: Misserfolge gehören zum Leben, aber es ist wichtig, eine konstruktive Sichtweise auf diese Erfahrungen einzunehmen. Betrachten Sie Misserfolge als Lern- und Wachstumschancen. Nutzen Sie sie als Motivationsmotor, um durchzuhalten und Ihre Ziele zu erreichen.

5. Realistischen Optimismus kultivieren: Realistischer Optimismus bedeutet, eine positive Einstellung zu bewahren, während man sich der Herausforderungen und Hindernisse bewusst ist. Es geht darum, an Ihre Fähigkeit zu glauben, Schwierigkeiten zu überwinden, und gleichzeitig realistisch zu sein, was die dafür notwendigen Anstrengungen angeht. Realistischer Optimismus hilft Ihnen, eine ausgewogene Perspektive zu bewahren und konstruktive Lösungen für Herausforderungen zu finden.

6. Üben Sie Selbstmitgefühl: Selbstmitgefühl bedeutet, sich selbst gegenüber wohlwollend zu sein, Sie freundlich zu behandeln und Ihnen zu verzeihen, wenn Sie mit Schwierigkeiten konfrontiert sind. Denken Sie daran, dass Sie ein Mensch sind und das Recht haben, Fehler zu machen. Seien Sie geduldig mit sich selbst und pflegen Sie eine Haltung der Liebe und des Wohlwollens gegenüber sich selbst.

7. Positive Gedanken durch Sprache kultivieren: Achten Sie auf die Worte, die Sie verwenden, wenn Sie mit sich selbst sprechen und Ihre Erfahrungen beschreiben. Verwenden Sie eine positive und ermutigende Sprache, um Ihre positive Einstellung zu stärken. Ersetzen Sie negative Wörter durch positive und verwenden Sie positive Affirmationen, um sich zu motivieren.

Wenn Sie eine positive und optimistische Einstellung pflegen, können Sie Schwierigkeiten resilient begegnen, Zufriedenheit in den kleinen Freuden des Lebens finden und gesunde und erfüllende Beziehungen aufrechterhalten. Die positive Denkweise ist eine Wahl, die Sie jeden Tag treffen können, um Ihr emotionales Wohlbefinden zu kultivieren und ein erfüllteres Leben zu schaffen.

KAPITEL 14: EIN GLEICHGEWICHT ZWISCHEN ARBEIT UND FREIZEIT FINDEN

In unserer modernen Gesellschaft, in der die Arbeit einen hohen Stellenwert einnimmt, ist es von entscheidender Bedeutung, ein Gleichgewicht zwischen unseren beruflichen Verpflichtungen und unserer Freizeit zu finden. Ein Ungleichgewicht zwischen Arbeit und Freizeit kann zu Stress, Müdigkeit und einer Verringerung unserer Lebensqualität führen. In diesem Kapitel untersuchen wir die Bedeutung eines gesunden Gleichgewichts zwischen Arbeit und Freizeit sowie praktische Strategien zur Erreichung dieses Ziels.

1. Die Bedeutung des Gleichgewichts verstehen: Ein ausgewogenes Verhältnis zwischen Arbeit und Freizeit ist für unser allgemeines Wohlbefinden von entscheidender Bedeutung. Arbeit ist wichtig, aber sie sollte nicht den gesamten Platz in unserem Leben einnehmen. Wenn wir Zeit für unsere Hobbys, Leidenschaften und unser Wohlbefinden einplanen, trägt dies dazu bei, unsere Energie, Kreativität und persönliche Zufriedenheit zu nähren.

2. Prioritäten setzen: Es ist wichtig, dass Sie Ihre Prioritäten klar

definieren und Ihre Verpflichtungen priorisieren. Stellen Sie fest, was Ihnen in Ihrem Leben wirklich wichtig ist, sei es Ihre Karriere, Ihre Familie, Ihre Hobbys oder Ihre Gesundheit. Wenn Sie eine klare Vorstellung von Ihren Prioritäten haben, können Sie Ihre Zeit und Energie ausgewogener zuteilen.

3. Setzen Sie Grenzen : Setzen Sie klare Grenzen zwischen Ihrem Berufs- und Ihrem Privatleben. Lernen Sie, nein zu übermäßigen Anforderungen zu sagen, die Ihre Freizeit beeinträchtigen. Schaffen Sie Rituale, um den Übergang zwischen Arbeit und Freizeit zu markieren, z. B. sich vor dem Nachhausegehen einen Moment Zeit nehmen, um sich zu entspannen.

4. Planen Sie Ihre Freizeit: Achten Sie besonders auf die Planung Ihrer Freizeit. Reservieren Sie in Ihrem Zeitplan Zeit für Ihre Freizeitaktivitäten und Leidenschaften. Ob Sport, kulturelle Ausflüge, Zeit mit der Familie oder einfach nur Zeit zum Entspannen - achten Sie darauf, dass Sie diese Zeiten als wichtige Termine mit sich selbst einplanen.

5. Zeitmanagement praktizieren: Lernen Sie, Ihre Zeit effektiv und effizient zu verwalten. Ermitteln Sie, welche Aufgaben Priorität haben, nutzen Sie Planungs- und Zeitmanagement-Tools und wenden Sie Produktivitätsstrategien an, um Ihre Arbeit zu optimieren. Wenn Sie organisiert sind und Ihre Effizienz maximieren, können Sie mehr Zeit für Ihre Hobbys freimachen.

6. Kultivieren Sie erfüllende Hobbys : Finden Sie Freizeitaktivitäten, die Ihnen Freude, Entspannung und ein Gefühl der Erfüllung verschaffen. Ob Sport, Lesen, Musik, Reisen oder kreative Hobbys: Investieren Sie Zeit in Aktivitäten, die Sie begeistern und die Ihnen Kraft geben.

7. Praktizieren Sie Achtsamkeit: Integrieren Sie Achtsamkeit in Ihre täglichen Aktivitäten, sei es bei der Arbeit oder in der Freizeit. Seien Sie ganz im Augenblick präsent und genießen Sie die Erfahrungen, die Sie machen, in vollen Zügen. Achtsamkeit ermöglicht es Ihnen, jeden Moment voll und ganz zu genießen und den Stress, der mit beruflichen Sorgen verbunden ist, zu verringern.

Wenn Sie ein Gleichgewicht zwischen Arbeit und Freizeit finden, können Sie eine höhere Lebensqualität, eine größere persönliche Zufriedenheit und ein allgemeines Wohlbefinden genießen. Wenn Sie Ihrer Arbeit und Ihrer Freizeit eine ausgewogene Aufmerksamkeit schenken, können Sie ein harmonisches und erfüllendes Gleichgewicht in Ihrem Alltag kultivieren.

KAPITEL 15: FÜR DIE ZUKUNFT PLANEN UND EIN ERFÜLLTES LEBEN NACH 50 FÜHREN

Das Alter von 50 Jahren markiert oft einen wichtigen Lebensabschnitt, in dem man beginnt, mehr über die Zukunft nachzudenken und sich Gedanken darüber zu machen, wie man ein erfülltes Leben führen kann. Dies ist der ideale Zeitpunkt, um sich die Zeit zu nehmen, die Zukunft zu planen und vorzubereiten, damit Sie diese neue Phase Ihres Lebens in vollen Zügen genießen können. In diesem Kapitel erforschen wir die Bedeutung der Zukunftsplanung und praktische Strategien für ein erfülltes Leben nach 50.

1. Denken Sie über Ihre Ziele und Bestrebungen nach : Nehmen Sie sich einen Moment Zeit, um darüber nachzudenken, was Sie in den nächsten Jahren erreichen und erleben möchten. Ermitteln Sie Ihre persönlichen, beruflichen und familiären Ziele sowie Ihre Ziele in Bezug auf Ihr Wohlbefinden. Diese Überlegungen werden Ihnen helfen, eine klare Vorstellung davon zu entwickeln, was Sie sich für Ihre Zukunft wünschen.

2. Erstellen Sie einen soliden Finanzplan: Wenn Sie sich dem Ruhestand nähern, ist es entscheidend, einen soliden Finanzplan zu erstellen. Beurteilen Sie Ihre finanzielle Situation, überprüfen Sie Ihre Investitionen und Ersparnisse und ziehen Sie gegebenenfalls professionelle Hilfe hinzu. Planen Sie Ihre Ausgaben und Ihr Budget, um sich langfristig finanzielle Stabilität zu sichern.

3. Achten Sie auf Ihre Gesundheit: Die Gesundheit wird nach 50 Jahren zu einem wichtigen Anliegen. Achten Sie darauf, dass Sie sich um Ihre körperliche, geistige und emotionale Gesundheit kümmern. Achten Sie auf eine ausgewogene Ernährung, treiben Sie regelmäßig Sport und lassen Sie sich regelmäßig untersuchen. Vergessen Sie nicht, sich auch um Ihr emotionales Wohlbefinden zu kümmern, indem Sie sich bei Bedarf Unterstützung suchen.

4. Pflegen Sie sinnvolle Beziehungen: Soziale Beziehungen spielen eine wesentliche Rolle für unser Glück und unsere Erfüllung. Investieren Sie Zeit und Energie in Ihre Familien-, Freundschafts- und Liebesbeziehungen. Umgeben Sie sich mit positiven und wohlwollenden Menschen, nehmen Sie an sozialen Aktivitäten teil und engagieren Sie sich in Gemeinschaftsprojekten, um Ihre sozialen Bindungen zu nähren.

5. Neue Leidenschaften und Interessen erkunden: Nach 50 ist es an der Zeit, neue Leidenschaften und Interessen zu erkunden. Probieren Sie neue Aktivitäten aus, melden Sie sich für Kurse oder Workshops an und schließen Sie sich Gruppen oder Vereinen an, die mit Ihren Interessen in Verbindung stehen. Diese Erkundung wird Ihnen helfen, neugierig zu bleiben, Ihre Kreativität zu fördern und Ihren Horizont zu erweitern.

6. Sich ehrenamtlich und in der Gemeinschaft engagieren: Leisten

Sie einen Beitrag zur Gesellschaft, indem Sie sich ehrenamtlich engagieren oder an Gemeinschaftsprojekten teilnehmen. Indem Sie Ihre Zeit und Ihre Fähigkeiten zur Verfügung stellen, tragen Sie dazu bei, einen positiven Unterschied im Leben anderer zu machen und erleben eine höhere persönliche Zufriedenheit.

7. Planen Sie Momente der Entspannung und des Vergnügens: Vernachlässigen Sie nicht die Bedeutung von Entspannung und Vergnügen in Ihrem täglichen Leben. Gönnen Sie sich Momente der Ruhe,

der Entspannung und des Genusses. Ob Sie reisen, einem Hobby nachgehen oder sich Zeit für sich selbst nehmen - planen Sie diese Zeiten in Ihren Tagesablauf ein, um ein erfülltes und ausgeglichenes Leben zu gewährleisten.

Wenn Sie für die Zukunft planen und praktische Strategien anwenden, können Sie auch nach dem 50. Lebensjahr ein erfülltes Leben führen. Nehmen Sie sich die Zeit, über Ihre Ziele nachzudenken, auf Ihre Gesundheit zu achten, sinnvolle Beziehungen zu pflegen, neue Leidenschaften und Interessen zu erkunden und Momente der Entspannung und des Genießens zu planen. Dieser proaktive Ansatz wird es Ihnen ermöglichen, den neuen Lebensabschnitt in vollen Zügen zu genießen und ein glückliches und erfülltes Leben zu führen.

SCHLUSSFOLGERUNG

"Sich um sich selbst kümmern nach 50" ist ein Buch, das die verschiedenen wichtigen Aspekte des Lebens nach diesem einschneidenden Alter erforscht. In seinen 15 Kapiteln beleuchtet es, wie wichtig es ist, sich um sich selbst zu kümmern, sowohl in körperlicher, geistiger als auch sozialer Hinsicht, um ein erfülltes und ausgeglichenes Leben zu führen.

Dieses Buch erinnert uns daran, wie wichtig es ist, dass wir uns Zeit und Energie nehmen, um uns um unsere körperliche Gesundheit zu kümmern, indem wir eine ausgewogene Ernährung zu uns nehmen, regelmäßig Sport treiben und uns um unsere Haut und unser Aussehen kümmern. Es betont auch die Bedeutung von Schlaf und Erholung für die Aufrechterhaltung einer erhöhten Vitalität.

Die geistige und emotionale Gesundheit nehmen in diesem Buch einen zentralen Platz ein, mit Kapiteln, die der Stressbewältigung, der Erhaltung der geistigen und emotionalen Gesundheit sowie der Kultivierung einer positiven und optimistischen Einstellung gewidmet sind. Die Autorin hebt auch die Bedeutung sozialer Bindungen und sinnvoller Beziehungen sowie des kontinuierlichen Lernens und der Aufrechterhaltung eines aktiven Geistes hervor.

Das Buch behandelt außerdem Themen wie Sexualität und Intimität im Erwachsenenalter, die Vorbeugung von häufigen

Gesundheitsproblemen, die Vorteile von Meditation und Achtsamkeit sowie die Planung für die Zukunft und das Finden eines Gleichgewichts zwischen Arbeit und Freizeit.

Zusammenfassend lässt sich sagen, dass "Selbstfürsorge ab 50" ein wertvoller Ratgeber für alle ist, die sich diesem Alter nähern oder es bereits überschritten haben. Er bietet praktische Ratschläge, Reflexionen und Strategien für ein erfülltes Leben. Ob wir nun gesunde Lebensgewohnheiten annehmen, bedeutungsvolle Beziehungen pflegen, neue Leidenschaften erkunden oder uns um unser emotionales Wohlbefinden kümmern - dieses Buch erinnert uns daran, dass Selbstfürsorge eine wertvolle Investition in ein ausgeglichenes und erfülltes Leben in jedem Alter ist.